Hanna Gaebel

Ich liebe dich

99 Ideen für die schönsten Worte der Welt

Hanna Gaebel

Ich liebe dich

99 Ideen
für die schönsten Worte der Welt

SCM Hänssler

SCM
Stiftung Christliche Medien

Bestell-Nr. 395.023
ISBN 978-3-7751-5023-1

Internet: www.scm-haenssler.de
E-Mail: info@scm-haenssler.de
Umschlaggestaltung: Bettina Nill
Titelbild: istockphoto.com
Satz: typoscript GmbH, Kirchentellinsfurt
Druck und Bindung: CPI – Ebner & Spiegel, Ulm
Printed in Germany

Inhalt

Vorwort

In Märchen und Geschichten, in Filmen und unseren Lieblingsbüchern ist immer alles ganz einfach. Nach dem Happy End lebt das Paar glücklich und zufrieden bis an sein Lebensende. Im wirklichen Leben ist es mit Beziehungen etwas komplizierter. Der Alltag zieht ein und die Romantik bleibt oft auf der Strecke. An das, was anfangs so aufregend war, hat man sich gewöhnt. Aber was wäre, wenn man sich damit nicht einfach abfinden müsste? Dann wäre doch jetzt ein guter Zeitpunkt, um einige Kleinigkeiten zu verändern …

Dieses Buch ist eine Sammlung kreativer Ideen und bunter Vorschläge, die neues Feuer in Ihre Beziehung bringen möchten. Sie stammen von den besten Liebespaaren der Welt: Frauen und Männern aller Altersklassen und Lebenssituationen. Manche von ihnen sind etwas wagemutiger und experimentierfreudiger als Sie und ich, andere zurückhaltender. Die ganze Bandbreite sorgt dafür, dass Sie Ideen finden, die zu Ihnen passen, und vielleicht lassen Sie sich sogar von gewagteren Vorschlägen herausfordern.

Sicher haben Sie noch den Beginn Ihrer Beziehung vor Augen. Damals war kein Weg zu weit, keine Anstrengung zu groß, um dem anderen seine Zuneigung auszudrücken. Schlaflose Nächte hat man in Kauf genommen, endlose Telefonate geführt und sich kleine oder größere Überraschungen ausgedacht. Das Bild hat sich heute etwas verändert. Sie lieben Ihren Mann oder Ihre Frau noch immer und vielleicht sogar mehr als früher. Ab und an lassen Sie Ihren Partner das auch wissen. Aber meistens lebt man doch einfach vor sich hin. Was wir brauchen, sind neue Spielregeln für dieses »alte Spiel« der Liebe.

Genau das finden Sie in diesem Buch. Anregungen und »Spielregeln«, um »Ich liebe dich« zu sagen. Sie finden ernste und sentimentale, sehr persönliche und tiefsinnige, romantische und verrückte Vorschläge. Viele sind unbekümmert und verspielt, albern und leichtsinnig genug, um ein Kichern oder ein herzhaftes Lachen hervorzurufen. Was verbindet ein Paar schließlich mehr, als gemeinsam lachen zu können? Probieren Sie sie einfach aus und schauen Sie, was sich in Ihrem Leben am besten umsetzen lässt! Natürlich eignen sich die Ideen nicht nur für Langzeitpaare, sondern auch für frisch Verliebte.

Wer versucht, seine Liebe auf eine neue Art zu zeigen, der geht ein Risiko ein. Der Empfänger Ihrer Bemühungen ist anfangs vielleicht etwas erstaunt oder unsicher, wie er damit umgehen soll. Das sollte Sie aber nicht hindern. Zwingen Sie niemandem Ihre Vorstellungen auf, aber lassen Sie sich auch nicht bremsen. Wenn eine Idee nicht so funktioniert, wie Sie gedacht haben, probieren Sie eine andere aus. Mancher braucht eine Weile, um sich mit den neuen »Spielregeln« zu arrangieren und sie schließlich zu genießen. Und wer weiß, vielleicht kommen Ihnen noch ganz andere Ideen.

Einige Vorschläge richten sich direkt an Frauen oder Männer. Das dient in erster Linie der Vereinfachung der Anrede. Lassen Sie sich davon nicht abhalten. Grundsätzlich können Sie natürlich alle Ideen ausprobieren und Ihren Gegebenheiten anpassen.

Dieses Buch ist ein Plädoyer für mehr Verspieltheit. Wir müssen in unserem Erwachsenenleben viele weitreichende Entscheidungen treffen und uns mit ernsthaften Angelegenheiten befassen. Es tut uns gut, wenn wir etwas mehr Leichtigkeit in unsere Beziehungen bringen.

Ein Tag hat 1440 Minuten. Warum zweigen Sie nicht fünf davon ab, um etwas Kleines oder Großes, Unauffälliges oder Romantisches zu tun, das Ihrer Ehe einen neuen Impuls gibt?

Die richtigen Worte finden

Freundliche Worte sind wie Honig – süß für die Seele und gesund für den Körper.

(Sprüche 16,24)

Worte können einen unglaublichen Eindruck hinterlassen. Wenn schon freundliche Worte so eine Wohltat für Seele und Körper sind, dann trifft das umso mehr auf Worte der Liebe zu. Niemand wird es wohl jemals müde zu hören, dass er geliebt wird.

»Ich liebe dich« kann man auf vielerlei Weise sagen: durch Taten, durch Gesten und Aufmerksamkeiten. Aber Sie sollten es auch immer wieder mit Worten tun. Sie sind unvermittelt und direkt und geben die Bestätigung, die man manchmal einfach braucht. Nicht umsonst haben große Dichter um Worte gerungen, die ihre Liebe angemessen ausdrücken.

Vielleicht fühlen Sie sich nicht unbedingt als zweiter Shakespeare. Keine Angst, keiner verlangt, dass Sie plötzlich Sonette schreiben. Wenn Sie ein romantischer Mensch sind und Gedichte mögen, spricht nichts dagegen, die Dichter für sich reden zu lassen. Ein Zitat, ein Gedichtband etc. sind immer gute Ideen. Wenn Ihnen blumige Worte nicht liegen, dann finden Sie Ihre eigene Sprache. Die Hauptsache ist, dass es echt ist und von Herzen kommt.

Sie lieben Ihren Mann/Ihre Frau! Dann sagen Sie es einfach mal wieder.

»Ich liebe dich« in anderen Sprachen:

Dänisch: Jeg elsker dig.
Esperanto: Mi amas vin.
Farsi (Persisch): Tora dost daram.
Finnisch: (Mä) rakastan sua.
Französisch: Je t'aime.
Italienisch: Ti amo.
Gälisch: Tha gradh agam ort.
Griechisch: S'agapo.
Latein: Te amo.
Japanisch: Aishiteru.

Wann haben Sie das letzte Mal einen Liebesbrief bekommen oder einen geschrieben? Liebesbriefe sind etwas ganz Besonderes: Man bekommt Herzklopfen beim Lesen, ringt um die richtigen Worte beim Schreiben und ist sehr berührt, wenn man einen erhält.

Ein solcher Brief ist eine wunderbare Gelegenheit, Dinge zu sagen, die man sonst vielleicht nur denkt. Manchmal ist es leichter, Sätze zu Papier zu bringen, als sie wirklich laut auszusprechen. In Zeiten von E-Mail und SMS bekommt ein handgeschriebener Brief noch viel mehr Gewicht und ist an sich schon eine romantische Geste.

Es gibt also viele Gründe, um Ihrem Partner einen aktuellen Liebesbrief zu schreiben – egal, ob 25 Jahre verheiratet oder frisch verliebt.

Es kommt nicht darauf an, ob alle grammatischen Feinheiten bis ins letzte Detail korrekt sind. Schreiben Sie so, wie Ihnen zumute ist: einen halben Roman, wenn Sie möchten, oder nur wenige Zeilen. Zitieren Sie Poeten oder schreiben Sie Ihr eigenes Gedicht, gestalten Sie den Text ernst und eindringlich oder lustig und verspielt. Die Hauptsache ist, dass er zu Ihnen passt.

Sie wissen nicht, wie Sie am besten beginnen sollen? Schreiben Sie auf, warum Ihr Partner Sie glücklich macht, welche Träume Sie für sich als Paar haben, wonach Sie sich sehnen, was Sie am anderen bewundern … Solche persönlichen Liebesworte kommen an und werden immer wieder gelesen.

Sie können Ihren Liebesbrief ganz klassisch mit der Post verschicken. Wie wäre es zum Beispiel, wenn Sie ihn in Ihrer Heimatstadt abschicken, wenn Sie dort zu Besuch sind? Vielleicht gibt es auch einen Ort, mit dem Sie als Paar etwas Besonderes verbinden?

Es gibt natürlich noch viele andere Möglichkeiten, Ihre Liebesbotschaft zuzustellen. Legen Sie sie in das Buch, das Ihr Partner gerade liest. Packen Sie sie in seine Aktentasche oder hinterlassen Sie den Brief auf dem Kopfkissen Ihres Partners, wenn Sie über Nacht verreist sind.

Ihre Liebesbotschaften wirken noch romantischer, wenn Sie sie mit Hand auf besonderes Papier schreiben. Rollen Sie das Blatt zusammen und wickeln Sie ein passendes Band darum.

Wie wäre es, wenn Sie Ihre Liebeserklärung in kleinen Portionen verschenken? Schreiben Sie Ihre Botschaft Buchstabe für Buchstabe auf kleine Kärtchen. Ihr Partner bekommt innerhalb eines überschaubaren Zeitrahmens immer wieder eines dieser Kärtchen. Wenn alle komplett sind, kann er Ihre Nachricht zusammensetzen. Leichter wird das, wenn Sie für jedes Wort eine andere Farbe verwenden oder die zusammengehörenden Buchstaben anderweitig kennzeichnen.

Auf diese Weise gehen Sie es spannend und spielerisch an. Hinter der Lösung kann sich übrigens auch ein Gutschein oder ein Hinweis auf eine gemeinsame Unternehmung verbergen.

Sie können Ihre Liebesworte auch mit Kreide auf die Einfahrt vor Ihrem Haus malen. Das hält zwar nur bis zum nächsten Regen, dafür sind diese Worte aber nicht zu übersehen.

Eine luftige Variante: Schreiben Sie Liebesbotschaften mit wasserfestem Stift auf einen großen Luftballon oder auf einen kleinen Zettel, den Sie in einen durchsichtigen Ballon stecken.

Beim Platzieren von Liebeserklärungen sind der Fantasie keine Grenzen gesetzt. Sie können eine Botschaft an Ihren Partner auch modisch verpacken. In einigen Schreibwarengeschäften, im Internet und bei vielen anderen Anbietern gibt es Anstecker (oder Buttons) mit Sprüchen zu kaufen. Wenn Sie einen oder mehrere solcher Buttons erstehen, können Sie eine dezente Erklärung abgeben, die sich je nach Stimmung anstecken oder abnehmen lässt. Von einem klassischen »Ich liebe dich« bis hin zu »Love is in the air« gibt es zahllose Möglichkeiten. Im Internet findet man verschiedene Anbieter, bei denen man Buttons auch nach eigenen Wünschen gestalten lassen kann.

Diese Idee lässt sich übrigens auch auf T-Shirts und andere Textilien übertragen.

Schenken Sie Ihrem Liebsten am Valentinstag oder zum Nikolaus eine schöne Blechdose, gefüllt mit Schokoladenherzen. Dazwischen streuen Sie kleine Liebesgrüße. Damit bekommt er Süßigkeiten, die er essen kann, und welche für die Seele.

Liebe geht bekanntlich durch den Magen. Versuchen Sie doch einmal, Liebesworte auf einen Kuchen oder ein großes Plätzchen zu bringen. Es gibt »schreibfertige« Schokoglasur, mit der das ohne großen Aufwand gelingt. Schauen Sie im Supermarkt gelegentlich bei den Backwaren nach. Solche selbst gemachten süßen Nachrichten sind eine originelle Alternative zum Lebkuchenherz vom Jahrmarkt. Übrigens lassen sich auf diese Weise auch Teller verzieren.

Schreiben Sie für Ihren Mann »Ich bin glücklich«-Notizen. Teilen Sie ihm Momente mit, die für Sie besonders wertvoll sind. Das kann z. B. so aussehen:

- »Es war schön, dass du gestern spontan zu mir aufs Sofa kamst und mich in den Arm genommen hast. Wir konnten in aller Ruhe miteinander reden und ich habe mich glücklich und geborgen bei dir gefühlt.«
- »Wenn wir aus dem Kino oder einem Café kommen und Hand in Hand die Straße entlanggehen, komme ich mir vor wie ein frisch verliebter Teenager.«

Schreiben Sie den Vornamen Ihres Partners auf und finden Sie zu jedem Buchstaben eine Eigenschaft oder ein Kosewort, z. B.:

Charmant
Liebevoll
Anziehend
Rätselhaft
Außergewöhnlich

oder

Männlich
Attraktiv
Rücksichtsvoll
Kreativ

Lassen Sie sich von einer Liebeserklärung »auf Wolken betten« und gestalten Sie Bettwäsche. Künstlerisch Begabte können mit Stoffmalfarbe selber kreativ werden. Für alle anderen gibt es mittlerweile einige Copyshops und Anbieter im Internet, die Bettwäsche bedrucken. Als Vorlage können Sie zum Beispiel ein Foto wählen, das für Sie und Ihren Partner eine Bedeutung hat. Sie können aber auch eine Liebeserklärung in Worten drucken lassen: ein Gedicht, einen anderen Text oder »Ich liebe dich« in verschiedenen Sprachen.

Seit einiger Zeit sind sogenannte »Wallsticker« oder »Wandtattoos« erhältlich. Mithilfe einer dünnen, selbstklebenden Folie können Motive oder Schriftzüge auf die Tapete oder andere glatte Oberflächen geklebt und auch wieder entfernt werden. Damit können Sie Ihre Liebeserklärung sogar an die Wand schreiben, ohne gleich renovieren zu müssen. Fertige Motive finden Sie in Möbelhäusern und Dekoläden. Eigene Worte können Sie über Anbieter im Internet realisieren lassen. So oder so haben Sie damit einen echten Hingucker in Ihrer Wohnung.

Sie sind kein Wortakrobat? Lassen Sie andere für sich schreiben und nutzen Sie Grußkarten. Heutzutage gibt es eine fast unendliche Auswahl an Karten: romantische, freche, lustige, nachdenkliche, kitschige ... Wenn Sie ein Motiv sehen, das Ihnen passend erscheint, kaufen Sie es und legen Sie sich einen kleinen Vorrat an. Wann immer Sie das Bedürfnis haben, können Sie Ihrem Liebsten eine dieser Botschaften zukommen lassen. Jeden Tag eine, wenn Sie ihm zeigen wollen, wie sehr Sie ihn lieben. Oder zwanzig auf einmal, eine für jedes Jahr, das Sie sich kennen. Oder einfach nur eine einzelne, weil es gerade passt.

Wenn Sie keine Postkarten kaufen möchten, dann gehen Sie doch bei Gelegenheit im Internet auf die Suche und stöbern Sie in dem riesigen Angebot an E-Cards.

Haben Sie Spaß an geheimen Botschaften? Dann können Sie auf die Worte anderer zurückgreifen, um selber zu sagen, was Sie auf dem Herzen haben. Markieren Sie in einem beliebigen Text die Buchstaben, aus denen sich Ihre Nachricht ergeben soll. Das kann beispielsweise so aussehen:

abcdefghijklmnopqrstuvwxyz
abcdefghijklmnopqrstuvwxyz
abcdefghijklmnopqrstuvwxyz
abcdefghijklmnopqrstuvwxyz

Sie können die entsprechenden Buchstaben mit einem Buntstift nachzeichnen oder mit einem Textmarker anstreichen. Sehr romantisch wird es, wenn Sie Ihre Botschaft in einem Buch hinterlassen, das Sie verschenken. Ein Lesezeichen bringt den Empfänger auf die richtige Spur.

Wenn Sie Anregungen oder Zitate suchen, dann lassen Sie sich von den leidenschaftlichen Worten großer Dichter inspirieren. Auch wenn sich in den vergangenen Jahrhunderten die Sprache verändert hat, ist doch eines gleich geblieben: die überwältigende Erfahrung von Liebe. Auf den folgenden Seiten finden Sie einige Beispiele:

Zweifle an der Sonne Klarheit,
Zweifle an der Sterne Licht,
Zweifl', ob lügen kann die Wahrheit,
Nur an meiner Liebe nicht.

(William Shakespeare)

(aus »Hamlet«, Übersetzung aus dem Englischen: August Wilhelm Schlegel)

Die Liebe

Die Liebe hemmet nichts;
sie kennt nicht Tür noch Riegel
und dringt durch alles sich;
sie ist ohn' Anbeginn,
schlug ewig ihre Flügel und
schlägt sie ewiglich.

(Matthias Claudius)

Leg mich wie einen Siegelring an dein Herz, wie einen Siegelring um deinen Arm. Denn stark wie der Tod ist die Liebe und ihre Leidenschaft so unentrinnbar wie das Totenreich. Ihre Glut lodert wie Feuer; sie ist eine Flamme des Herrn.

(Hohelied 8,6)

Die Liebe erträgt alles, verliert nie den Glauben, bewahrt stets die Hoffnung und bleibt bestehen, was auch geschieht.

(1. Korinther 13,7)

Ich möchte Bündigeres, Einfacheres, Ernsteres, ich möchte mehr Seele und mehr Liebe und mehr Herz.

(Vincent van Gogh)

Darin besteht die Liebe: Dass sich zwei Einsame beschützen und berühren und miteinander reden.

(Rainer Maria Rilke)

Freudvoll

Freudvoll
Und leidvoll
Gedankenvoll sein,
Hangen
Und bangen
In schwebender Pein,
Himmelhoch jauchzend,
Zum Tode betrübt;
Glücklich allein
Ist die Seele, die liebt.

(Johann Wolfgang v. Goethe)

Du bist die Sonne, die nicht untergeht

Du bist die Sonne, die nicht untergeht,
Du bist der Mond,
der stets am Himmel steht;
Du bist der Stern, der,
wann die anderen dunkeln,
Noch überstrahlt den Tag mit seinem
Funkeln.

Du bist das sonnenlose Morgenrot;
Ein heit'rer Tag,
den keine Nacht bedroht;
Der Freud' und Hoffnung Widerschein
auf Erden –
Das bist du mir, was kannst du mehr
noch werden!

(Hoffman von Fallersleben)

Scheinbar unscheinbar und doch wirkungsvoll

Es gibt nichts Schöneres als geliebt zu werden, geliebt um seiner selbst willen oder vielmehr: trotz seiner selbst.

(Victor Hugo)

Die Liebeserklärungen, die Sie in diesem Kapitel finden, mögen Ihnen vielleicht banal erscheinen. Tatsächlich kommen sie ohne große Worte aus. Dafür liegt in ihnen der Zauber der kleinen Dinge. Sie kosten nicht viel und nehmen auch nicht viel Zeit in Anspruch. Aber sie können eine ganze Menge verändern. Über kurz oder lang kann ihnen keiner widerstehen. Kleine Aufmerksamkeiten, die von Herzen kommen; im richtigen Moment auf die Bedürfnisse des anderen eingehen; ihn überraschen. Das alles sendet eine klare Botschaft aus: »Du bedeutest mir viel!«

Nach einem langen Tag im Büro am Schreibtisch hat so mancher mit einem verspannten Nacken zu kämpfen. Umso schöner ist es, wenn man zu Hause eine kleine Massage bekommt. Gönnen Sie Ihrer Liebsten von Zeit zu Zeit diesen Luxus und massieren Sie ihr den Nacken. Es gibt wohl kaum jemanden, der dieser Kombination aus Entspannung und Streicheleinheiten widerstehen kann.

Schicken Sie eine Karte an seine Eltern, wenn er Geburtstag hat. Danken Sie ihnen für ihren großartigen Sohn und schreiben Sie, wie glücklich Sie mit ihm sind. Sie können sicher sein, dass er früher oder später davon erfahren wird.

Es gibt bestimmt Rezepte aus seiner Kindheit, von denen er immer wieder schwärmt. Fragen Sie seine Mutter danach und backen Sie ihm den besonderen Kuchen oder kochen Sie das Essen mit Erinnerungswert.

Nehmen Sie ihm einfach eine ungeliebte Aufgabe ab – »ohne Gegenleistung«. Wenn er grundsätzlich die Geburtstage etc. im Freundeskreis und in der Verwandtschaft vergisst, kümmern Sie sich darum. Er ist genervt, wenn er sich um den Papierkram der Versicherung kümmern muss? Machen Sie das für ihn.

Er kann ihr eine Freude damit machen, wenn er das Auto zur Inspektion bringt oder völlig unverhofft das Bad putzt. Sie wissen am besten, welche Aufgaben Ihr Partner am wenigsten leiden kann. Das gibt Ihnen eine Menge Spielraum für eine praktische Liebeserklärung.

Wahrscheinlich haben Sie in Ihrer Ehe die meisten Aufgaben relativ fest verteilt. Vielleicht leben Sie eine traditionelle Rollenverteilung, in der Sie sich um den Haushalt kümmern und Ihr Mann für den Garten und den Handwerksteil zuständig ist. Vielleicht haben Sie Ihre Arbeiten auch nach längerem Experimentieren ganz anders verteilt. Egal. Suchen Sie sich einen Tag aus und tauschen Sie Ihre Rollen. Derjenige, der sich sonst um die Bügelwäsche kümmert, mäht diesmal den Rasen. Überlegen Sie gemeinsam, welche Aufgaben anfallen, die Sie für einen Tag tauschen könnten. Das hilft Ihnen, sich in den anderen hineinzuversetzen. Außerdem lernen Sie wieder wertzuschätzen, was Sie an Alltäglichem füreinander tun. Und wer weiß, vielleicht stellen Sie fest, dass Sie manche Aufgaben in der neuen Verteilung viel schwungvoller erledigen.

Kochen Sie wieder einmal etwas gemeinsam. Vermutlich hat in Ihrer Ehe einer die Hoheit über die Küche. Durchbrechen Sie ab und an diese Routine. Dabei sollte die Initiative natürlich von demjenigen ausgehen, der normalerweise nicht kocht. Suchen Sie sich ein Rezept aus, das Sie noch nie ausprobiert haben. Kaufen Sie gemeinsam die Zutaten dafür ein und kochen Sie es nach. Ziel ist, dass Sie Zeit miteinander verbringen und Spaß dabei haben. Es kommt weniger darauf an, das perfekte Dinner zu produzieren.

Merkwürdigerweise ist die Küche ein nicht zu unterschätzender Kommunikationsraum. Beim Essen, Kochen und Arbeiten ergeben sich oft richtig gute Gespräche. Wenn Sie entspannte Köche sind, werden Sie außerdem feststellen, dass es sich in der Küche herrlich herumalbern lässt. Und ganz nebenbei erweitern Sie Ihren Speisezettel. Fortgeschrittene räumen hinterher gemeinsam und vergnügt miteinander auf.

Werden Sie sein größter Fan. Feuern Sie ihn beim Sport an, sagen Sie ihm, wie toll Sie seinen Einsatz fanden, und bewundern Sie Ihren Mann ruhig in der Gegenwart anderer.

Wenn Ihr Partner beruflich oder anderweitig für einige Tage unterwegs ist, dann geben Sie ihm Segensworte mit auf den Weg:

Der Herr segne dich
und beschütze dich.
Der Herr wende sich dir freundlich zu
und sei dir gnädig.
Der Herr sei dir besonders nahe und gebe dir seinen Frieden.

(4. Mose 6,24-26)

Bei aller Liebe kommt es doch hin und wieder vor, dass man aneinandergerät oder sich ernsthaft streitet. Ein überlebensnotwendiger Teil Ihrer Beziehung und ein Ausdruck Ihrer Liebe ist die Bereitschaft zur Vergebung.

Sie haben immer wieder die Gelegenheit festzustellen, dass Versöhnung eine wunderbare Sache ist. Und sie kann sogar Spaß machen. Hängen Sie doch beim nächsten Mal Haftetiketten an eine passende Stelle, auf denen Sie Ihre Zerknirschung ausdrücken. Oder malen Sie Ihre Entschuldigung auf ein T-Shirt. Geeignete Kurzbotschaften sind zum Beispiel:

- Es tut mir leid.
- Ich liebe dich auch heute.
- Ich würde dich auf der Stelle wieder heiraten.
- Wir waren beide dumm und unausstehlich. Vertragen wir uns wieder?

Setzen Sie sich abends zusammen und reden Sie über den Tag. Aus unerklärlichen Gründen kommen oft in der Dämmerung die besten Gespräche zustande. Themen wie anfallende Erledigungen und Organisatorisches sind in dieser Zeit tabu. Teilen Sie sich Ihre Erlebnisse und Empfindungen mit. Reden Sie über die Dinge, die Sie gerade beschäftigen. Versuchen Sie, diese Zeit zu einem Ritual werden zu lassen.

Sie kennen seine Witze und haben sie schon oft gehört. Lachen Sie trotzdem darüber.

Schicken Sie Ihrer Frau ganz spontan ein Kompliment per SMS.

Beten Sie für Ihren Mann und sagen Sie ihm, dass Sie das tun.

Die Kunst des Flirtens

Der Flirt ist das Aquarell der Liebe.
(Paul Bourget)

Flirten ist tatsächlich eine eigene Kunst. Am Anfang Ihrer Beziehung haben Sie das ganz automatisch gemacht, aber irgendwann ist es weniger geworden oder hat aufgehört. Das ist schade. Flirten ist eine spielerische Form der Annäherung. Je nach Intensität können Sie dem anderen damit einfach ein Lächeln entlocken und den Tag versüßen oder aber die Atmosphäre richtig zum Knistern bringen. Beim Flirten geht es um Lockerheit, darum, Spaß zu haben und den anderen dazu zu bringen, dass er sich gut fühlt. Wenn Sie schon so lange verheiratet sind, dass Sie sich fragen, wie das noch gleich ging, dann erinnern Sie sich an den Beginn Ihrer Beziehung. Machen Sie dem anderen Komplimente, bringen Sie ihn zum Lachen. Setzen Sie Körpersprache ein, schenken Sie ihm ein schelmisches oder verführerisches Lächeln, spielen Sie mit Worten. Durch Flirten bringen Sie einen lockeren und vergnüglichen Umgangston in Ihre Beziehung.

Grundvoraussetzung für gelungenes Flirten ist übrigens, dass Sie selber gute Laune haben und Ihre spielerische Seite entdecken. Es kommt weniger auf die Reaktionen des Partners an, als auf die eigene Einstellung. Je mehr Sie das Flirten genießen können, desto besser werden Sie auch darin.

In diesem Kapitel finden Sie Ideen, in denen es ums Flirten geht. Es kostet kaum Zeit, Sie können es überall einbauen. Und das Beste ist: Ein gelungener Flirt mit dem eigenen Partner kann Sie den ganzen Tag lang beflügeln. Worauf warten Sie also noch?

Kleine Worte können viel bewirken. Ein Kompliment etwa kann einem den ganzen Tag versüßen. Nehmen Sie sich bewusst vor, Ihrem Partner eine Woche lang (oder zwei oder drei) jeden Tag ein Kompliment zu machen. Das funktioniert bei Männern und Frauen gleich gut.

Sie hört gern, dass
- sie heute wunderschön aussieht
- sie eine faszinierende Frau ist
- ihr Lachen ansteckt
- sie liebenswert ist

Er freut sich, wenn Sie ihm sagen, dass
- Sie ihn attraktiv finden
- er Ihr Held ist
- Sie ihn immer wieder heiraten würden
- er ein guter Liebhaber ist

Komplimente sind dann gelungen, wenn sie persönlich sind und von Herzen kommen. Vermeiden Sie das »Salzstreuer-Prinzip« und Plattitüden. Aber kleine verbale Aufmerksamkeiten wirken Wunder.

Lachen ist gesund. Es kann Beziehungen heilen und sogar Krankheiten. Warum tun Sie es eigentlich nicht öfter und gemeinsam mit Ihrem Partner? Albern Sie miteinander herum. Das baut Spannungen ab und nimmt Situationen die Schärfe. Und was noch viel besser ist: Gemeinsames Lachen schafft Verbindungen und sorgt für eine positive Grundstimmung. Liebevolle Neckereien, lustige Wortspiele, alberne Witze, Situationskomik: Entdecken Sie das verschmitzte Blitzen in seinen Augen wieder neu und zeigen Sie Ihre spielerische Seite.

Es gibt mittlerweile regelrechte Sammlungen mit Flirt- oder Anmachsprüchen. Im Normalfall sind die völlig untauglich. Da Sie aber schon ein Paar sind und Humor haben, können Sie sie ruhig mit einem Augenzwinkern bei Ihrem Partner ausprobieren. Im schlimmsten Fall bringt Sie das beide zum Lachen, im besten Fall lässt sich Ihre bessere Hälfte auf einen Flirt mit Ihnen ein. Hier ein paar Anregungen:

»Wenn du nicht weißt, wo du mit deinen Händen hin sollst, gib sie mir, ich halt sie für dich fest!«

»Ich hatte einen wirklich schlechten Tag. Ich würde mich gleich besser fühlen, wenn mich eine bezaubernde Frau anlächeln würde. Würdest du für mich lächeln?«

»Wie wär's, wenn wir morgen zusammen frühstücken?«

»Weißt du, dass küssen die Sprache der Liebe ist? Komm her und sprich dich aus.«

Wenn Sie noch mehr Anregungen brauchen, gehen Sie einfach im Internet auf die Suche. Sie werden überrascht sein.

Noch einmal 17 sein. Erinnern Sie sich noch an Ihre Teenagerzeit? Mal abgesehen davon, dass Sie sich heute vermutlich fragen, wie Sie damals nur solche Kleidung tragen konnten, war es eine aufregende Zeit. Lassen Sie sie gemeinsam wieder aufleben. Hören Sie die Musik von damals. Verabreden Sie sich bei McDonald's. Gehen Sie ins Kino und knutschen Sie in der letzten Reihe. Machen Sie einen spontanen Abendspaziergang oder gehen Sie tanzen. Brechen Sie aus dem Alltag aus, machen Sie etwas Verrücktes. Kurzum, erleben Sie wieder ein kleines bisschen jugendliche Unbekümmertheit.

Bauen Sie bewusst mehr Körperkontakt in den Alltag ein. Einfache, kleine Gesten sprechen eine leise, aber wirksame Sprache. Halten Sie Händchen, berühren Sie sich flüchtig im Vorbeigehen oder länger, wenn Sie miteinander reden. Küssen Sie sich einfach nur so …

Solche simplen Berührungen machen sensibler für die Nähe des anderen und sind liebevolle Gesten. Sie verlieren sich aber auch sehr schnell. Achten Sie eine Zeit lang bewusst darauf und versuchen Sie, solche kleinen Kontakte zu verstärken. Beobachten Sie, wie sich das auf Sie beide auswirkt. Je nach Stimmung können Sie »harmlosen« Berührungen natürlich auch eine absichtsvollere Richtung geben …

Kleine Ideen, die den Alltag versüßen

Die Liebe lebt von liebenswürdigen Kleinigkeiten.

(Theodor Fontane)

Beim Thema Liebeserklärung denken die meisten von uns an die ganz großen Ideen, die unglaublich romantisch sind, die man aber auch nur ein- oder zweimal im Leben hat. Ohne Frage sind die sehr eindrücklich. Genauso schön sind aber die kleinen Einfälle. Die lassen sich nämlich ohne allzu großen Aufwand umsetzen und deswegen auch öfter genießen. Egal, ob Sie spontan eine Büroklammer zu einem Herzen biegen oder am beschlagenen Badezimmerspiegel Nachrichten hinterlassen. Oft sind es gerade diese kleinen Gesten, die beim anderen ein Lächeln hervorrufen. In diesem Kapitel finden Sie viele unkomplizierte Ideen, die Sie ausprobieren können. Und noch besser: Sie können sie ergänzen, abwandeln, verbessern und viele einmalige Erinnerungen sammeln …

Verteilen Sie liebevolle geheime Botschaften in Ihrer Wohnung. Hinterlassen Sie eine Nachricht auf dem beschlagenen Badspiegel: Wenn der Spiegel trocknet, verschwinden die Worte. Wenn er erneut beschlägt, werden sie wieder sichtbar.

Entdecken Sie ganz neue Einsatzmöglichkeiten von Post-its: Liebesworte am Küchenschrank, auf dem Armaturenbrett, an der Kaffeetasse, am Nachttisch, im Kühlschrank, an der Aktentasche .... Ihnen kommen bestimmt noch viel mehr Ideen und Einsatzorte dafür, wenn Sie mit offenen Augen durch Ihre Wohnung gehen. Kommunizieren Sie mit Haftnotizen.

Ja, man kann sie auch mehrfach verwenden.

Schicken Sie sich von Zeit zu Zeit ganz spontane »Ich denk an dich und liebe dich«-E-Mails ins Büro. Die können ganz kurz sein. Aber Sie werden bestimmt ein Lächeln auf das Gesicht Ihres Partners zaubern.

Links zu humorvollen oder romantischen Internetseiten oder Bildern eigenen sich übrigens auch sehr gut.

Stellen Sie den Bildschirmschoner am PC oder Laptop Ihres Partners neu ein. Bei den Standardeinstellungen gibt es normalerweise die Möglichkeit, einen beliebigen Text über den Bildschirm laufen zu lassen. Das können Sie für eine kurze Liebeserklärung oder ein aufmunterndes Kompliment nutzen.

Machen Sie beim Restaurantbesuch doch einmal folgendes Experiment: Bestellen Sie ein Gericht und zweimal Besteck und teilen Sie sich das Essen. Besonders gut funktioniert das mit Suppen. Sie sitzen nah beieinander, essen gemeinsam. Und Sie schauen sich dabei in die Augen. Essen in so einem Umfeld zu teilen hat etwas sehr Intimes. Es ist vertraut und sorgt gleichzeitig für ein kleines Kribbeln.

Gehen Sie zusammen schwimmen. Erinnern Sie sich noch an die Zeit, als das furchtbar aufregend war? Holen Sie sich etwas von dieser Zeit zurück und knutschen Sie ein bisschen im Wasser.

Manche Hallenbäder bieten am Wochenende auch Musik und Kerzenschein. Eine ungewöhnliche Idee für einen romantischen Abend.

Wenn er auf dem Balkon oder im Garten sitzt, setzen Sie sich einfach dazu. Legen Sie den Kopf an seine Schulter oder kuscheln Sie sich an ihn und schweigen Sie gemeinsam. Miteinander reden ist wichtig, aber gemeinsam schweigen ist eine Kunst. Genießen Sie die Nähe, die auf diese Weise entsteht.

Im Winter morgens die Autoscheibe freizukratzen ist immer etwas lästig. Eine gute Gelegenheit für eine praktische Liebeserklärung. Übernehmen Sie das für Ihre Liebste. Wenn Sie möchten, können Sie natürlich ein kleines Herz übrig lassen …

Man entdeckt ja immer wieder Dinge, die einem gefallen. Dinge, die man sich kaufen würde, wenn man die Gelegenheit hätte. Sachen, die man ausprobieren möchte, oder spontane Ideen, die gleich wieder verschwinden. Sicherlich lässt Ihre Liebste auch solche Hinweise fallen. Oft unbeabsichtigt. Legen Sie sich ein Notizbuch für solche Gelegenheiten zu. Wenn Sie sammeln und aufschreiben, womit Sie ihr eine Freude machen könnten, haben Sie immer einen Ideenpool. Anregungen für spontane, kleine Überraschungen oder längerfristige Geburtstagsgeschenke gibt es so immer genug.

Frauen lieben Blumen. Bringen Sie ihr doch einfach einen Blumenstrauß mit. Und zwar nicht nur zum Geburtstag oder am Hochzeitstag, sondern ohne direkten Anlass. Aber bitte nicht nur schnell von der Tankstelle mitnehmen. Wenn Blumen mit Sorgfalt ausgewählt werden, machen sie gleich doppelt Eindruck. Eine einzelne langstielige Blume funktioniert übrigens auch.

Wussten Sie, dass man nicht nur etwas durch die Blume, sondern auch etwas mit einer Blume sagen kann? In vergangenen Jahrhunderten war die Blumensprache eine Möglichkeit für Verliebte, geheime Botschaften auszutauschen. Dass eine rote Rose für leidenschaftliche Liebe steht, ist bekannt. Aber es gibt noch viele weitere blumige Aussagen. Die können Sie nutzen, indem Sie Ihrer Frau z. B. eine Blüte Jasmin auf das Kopfkissen legen (Du bist bezaubernd) oder ihr unkonventionellerweise Salbei zurücklassen, wenn Sie aus dem Haus gehen (Ich denk an dich). Aber liefern Sic eine Erklärung mit oder nach. Dann kann das sogar zu einer Geheimsprache zwischen Ihnen werden.

Noch einige Beispiele:
Enzian: *Deine Schönheit ist überwältigend.*
Gerbera: *Durch dich wird alles schöner.*

Glockenblume: *Unsere Herzen schlagen im gleichen Takt.*
Schneeglöckchen: *Unwiderstehlich kam unsere Liebe.*
Eine einzelne rote Rose: *Du hast mein Herz gewonnen.*

Setzen Sie sich gemeinsam in ein Café in einer Fußgängerzone oder an einen anderen belebten Platz und spielen Sie »Leute gucken«. Schauen Sie sich um, beobachten Sie die Menschen um sich her, denken Sie sich Geschichten zu den Personen oder anderen Paaren aus.

Schenken Sie Ihrem Partner eine schöne Kaffeetasse fürs Büro. Dann hat er, auch während er arbeitet, etwas vor Augen, das ihn an Sie erinnert.

Setzen Sie eine Anzeige in Ihre Lokalzeitung. Damit Ihnen nicht gleich die gesamte Nachbarschaft auf die Schliche kommt, können Sie Ihre Spitz- oder Kosenamen verwenden. Oder Sie spielen auf eine Redewendung oder ein Ereignis an, deren oder dessen besondere Bedeutung nur Sie beide kennen. Sagen Sie Ihrem Partner auf diese Weise, wie sehr Sie ihn lieben. Oder kündigen Sie eine Überraschung an, die Sie geplant haben. Vergessen Sie nicht, die Anzeige zu markieren und dort liegen zu lassen, wo er sie auf alle Fälle zu Gesicht bekommt.

Sie haben im Laufe Ihrer Beziehung bestimmt einige Erinnerungsstücke gesammelt: Konzertkarten, Flugtickets, Schnappschüsse, Postkarten ... Gestalten Sie daraus ein »Beziehungsbild«. Sie können zum Beispiel ein Foto von Ihnen beiden vergrößern lassen und Ihre Schätze als Collage darauf anbringen. Oder Sie besorgen sich einen Bilderrahmen mit einer stabilen Rückwand. Darauf können Sie Ihre Erinnerungsstücke kleben oder pinnen. Beziehen Sie ruhig Fotos oder Postkarten von Orten ein, die für Sie eine Bedeutung haben.

Verabreden Sie sich an einem Ort, an dem Sie noch nie gewesen sind. Das kann ein Café oder Restaurant sein, eine Sehenswürdigkeit, die Sie noch nie besucht haben, ein Stadtteil, den Sie nicht kennen, ein Ausflugsziel in Ihrer Umgebung ...

Bestimmt kennen Sie die folgende Situation: Sie sitzen mit mehreren Leuten zusammen, unterhalten sich oder diskutieren. Plötzlich kommt ein bestimmtes Thema zur Sprache oder es fällt ein bedeutsames Wort. Sie sehen Ihren Partner an und wissen genau, was der andere denkt. Denn Ihnen beiden fällt schlagartig ein gemeinsames Erlebnis ein oder ein Gespräch, das Sie vor Kurzem geführt haben. Eine merkwürdige Begebenheit, ein Insiderwitz ... In solchen Momenten wird die Verbindung, die zwischen Ihrem Mann und Ihnen besteht, fast spürbar.

Genauso kann man sich in einem Raum voller Menschen über völlig banale Dinge unterhalten und gleichzeitig eine Welt voller zusätzlicher Bedeutungen damit verknüpfen. Einfach, indem Sie auf Dinge anspielen, die nur Ihr Partner versteht. Ein Blick in die Augen oder kleine Veränderungen in der Mimik tun ein Übriges. Solche kleinen Vertraulichkeiten, von denen niemand etwas mitbekommt, haben einen ganz eigenen Reiz. Sie zeigen Ihnen beiden, dass Sie zusammengehören und eine gemeinsame Welt haben. Setzen Sie das doch einfach immer wieder bewusst ein.

Seien Sie ganz Gentleman und behandeln Sie Ihre Frau zuvorkommend. Was am Anfang Ihrer Beziehung funktioniert hat, klappt jetzt noch genauso gut. Wenn Sie ihr in die Jacke helfen, die Tür aufhalten, ihr schwere Sachen abnehmen etc., vermitteln Sie ihr, dass Sie aufmerksam sind und sie wertschätzen. Frauen lieben das. Gleichzeitig werden Sie so zu ihrem persönlichen Helden.

Verbringen Sie einen Nachmittag auf dem Rummelplatz. Essen Sie Zuckerwatte, fahren Sie Achterbahn und Riesenrad, schießen Sie Ihrer Frau am Schießstand eine Rose. Kurzum, erleben Sie einen entspannten Nachmittag mit einem Hauch Erinnerung an früher.

Können Sie sich noch daran erinnern, was für ein Spaß es war, als Kind im Hochsommer Wasserschlachten zu veranstalten? Werden Sie für ein Weilchen wieder zum Kind und probieren Sie aus, wie gut Sie das noch können. Albern Sie beim Gießen des Gartens herum, wenn Ihr Liebster in der Nähe ist und Sie im Besitz des Wasserschlauchs sind. Oder borgen Sie sich die Wasserpistolen Ihrer Kinder aus. Machen Sie ein Spiel daraus, wer es schafft, am längsten trocken zu bleiben. Ich bin mir sicher, Sie werden jede Menge Spaß dabei haben.

Schicken Sie Ihrer Frau per Fleurop Blumen ins Büro. Sie werden sie damit völlig überraschen und ihr das Gefühl geben, dass Sie sich um sie bemühen. Außerdem kann Sie vor ihren Kollegen ein bisschen mit ihrem tollen Mann angeben.

Machen Sie im Winter einen Spaziergang im frischen Schnee. Genießen Sie die besondere Stimmung. Hinterlassen Sie Ihre Spuren im unberührten Weiß. Machen Sie »Schnee-Engel«. Dazu legt man sich in den Schnee. Zuerst liegen die Arme am Körper und die Beine sind geschlossen. Dann bewegt man die Arme über den Boden zum Kopf und macht die Beine auseinander. Die Figur, die dadurch im Schnee entsteht, sieht ein bisschen aus wie ein Engel. Wenn Sie mögen, können Sie auch eine kleine Schneeballschlacht anzetteln und sich hinterher zu Hause mit einem heißen Tee aufwärmen.

Lesen Sie gemeinsam ein Buch, beziehungsweise lesen Sie es sich gegenseitig vor.

Stellen Sie Ihrem Partner ein Kästchen zusammen, in das Sie ganz anschauliche Komplimente packen. Suchen Sie dafür passende Gegenstände, die Sie mit einer entsprechenden Notiz versehen. Hier einige Ideen:

Du bist süßer als Schokolade (kleine Schokoladentafel).
Du belebst mich (Kaffeebohnen).
Ohne dich wäre mein Leben unvollständig (ein Puzzleteil).
Du bist mein Fels in der Brandung (ein Stein).
Durch dich kommt Farbe in mein Leben (ein Buntstift).
Du bist der Prinz, den ich mir immer gewünscht habe (ein weißes Plastikpferd).
Du entflammst mich (ein Streichholz).
Du hast einen tollen Humor und bringst mich zum Lachen (ein Smiley).
Du machst meinen Tag heller (eine Glühbirne).

Sie würden gerne wieder gemeinsam an ein romantisches Ziel verreisen, aber auf Ihrem Konto herrscht gerade Ebbe? Holen Sie sich die Ferne nach Hause. Machen Sie eine Sofareise zu zweit: Holen Sie sich Prospekte aus dem Reisebüro und planen Sie Ihren (fiktiven) Urlaub. Legen Sie passende Musik dazu auf. Bereiten Sie landestypisches Essen zu und lassen Sie den Abend mit einem Film ausklingen, der in Ihrer ausgewählten Reiseregion spielt. Es spricht nichts dagegen, auf diese Weise die halbe Welt zu bereisen, selbst wenn die Finanzen das in Wirklichkeit nicht zulassen.

Liebesworte können auch per Überweisung kommen. Überweisen Sie Ihrem Liebsten einen irrelevanten Betrag auf sein Konto und nutzen Sie die Zeile »Verwendungszweck« für Ihre Nachricht. Schreiben Sie zum Beispiel: »Dich kann man nicht mit Gold aufwiegen.« Mit so einer Überraschung rechnet niemand, wenn er seine Kontoauszüge prüft.

Planen Sie einen Nachmittag im Zoo ein. Das ist nicht nur ein Ausflugsziel für Kinder, sondern kann auch für Paare eine unterhaltsame Abwechslung sein. Schlendern Sie über das Gelände, amüsieren Sie sich über merkwürdige Tiere oder bestaunen Sie Ihre Entdeckungen. Wenn Sie mögen, können Sie sich auch gegenseitig Charaktereigenschaften der Tiere zuordnen: stark wie ein Löwe, flink wie eine Gazelle ... Wenn Sie einen schönen Ausflug erleben möchten, sollten Sie sich allerdings auf positive und humorvolle Eigenschaften beschränken.

Darf es etwas Besonderes sein?

Die Liebe ist wie ein Garten:
Wenn man sie nicht pflegt, verkommt sie.

(aus Arabien)

Manchmal muss man einfach aus dem Alltag ausbrechen.

Gönnen Sie sich solche Auszeiten. Es tut Ihnen gut, die Alltagsroutine zu verlassen und etwas Neues auszuprobieren. Ganz gleich, ob Sie ein Wochenende dafür einplanen oder einen Abend. Nehmen Sie sich regelmäßig Zeit, die Sie nur in Ihre Beziehung investieren. Bei manchen Anlässen bietet es sich geradezu an, sie durch besondere Ereignisse unvergesslich zu machen. Sie bereichern damit Ihre Beziehung um Highlights und schöne Erinnerungen. Einige Ideen liefert Ihnen dieses Kapitel.

Suchen Sie sich vier besondere Anlässe (zusätzlich zu den üblichen) aus, die Sie in diesem Jahr feiern wollen. Dazu eignen sich Jahrestage wie »die erste Verabredung«, »der erste Kuss«, »die erste Liebeserklärung«, der »Heiratsantragsgedenktag« oder andere Meilensteine Ihrer Beziehung. Wenn Sie das genaue Datum nicht mehr wissen, legen Sie einfach eins fest. Hauptsache, Sie machen den Tag zu etwas Besonderem.

Bei manchen Jubiläen (dem ersten Kuss zum Beispiel) drängen sich angemessene Aktivitäten geradezu auf.

Machen Sie einen Ausflug nach Küßnach (PLZ 79790), Herzsprung (PLZ 16909) oder Ehestetten (Ortsteil von Hayingen, PLZ 72534). Einfach um sagen zu können, dass Sie dort gewesen sind.

Können Sie sich noch an Ihre erste Verabredung miteinander erinnern? Die Neugier darauf, den anderen kennenzulernen. Die Mischung aus Aufregung und Vorfreude. Das Kribbeln im Bauch, wenn sich Ihre Blicke dann ineinander verfangen haben. Eine harmlose Berührung, die für Schmetterlinge im Bauch sorgte.

Unternehmen Sie eine kleine Reise in die Vergangenheit und erleben Sie ein zweites Erstes Date. Rufen Sie sich in Erinnerung, wie Sie Ihren Partner ganz am Anfang Ihrer Beziehung gesehen haben: den jungen Mann mit dem unwiderstehlichen Charme oder das Mädchen mit den schönsten Augen der Welt und dem ansteckenden Lachen. Schlüpfen Sie für diesen Abend in eine Rolle und spielen Sie Ihr jüngeres Selbst. Verabreden Sie sich per E-Mail oder Telefon zum Essen. Treffen Sie nacheinander dort ein und seien Sie neugierig darauf, sich an diesem Abend kennenzulernen. Bewundern Sie sich gegenseitig: den Charme, das Lächeln. Das Kribbeln im Bauch kommt von ganz alleine dazu.

Pflanzen Sie zusammen einen Baum. Sie können Ihr »Beziehungsbäumchen« in Ihrem Garten Wurzeln schlagen lassen. Oder Sie hören sich um, ob es in Ihrer Umgebung eine Gelegenheit dafür gibt.

Wenn Sie sehen, wic aus dem kleinen Bäumchen ein starker und widerstandsfähiger Baum wird, haben Sie ein markantes und schönes Symbol für Ihre Beziehung vor Augen. Weil das gemeinsame Baumpflanzen so einen Symbolcharakter hat, bietet es sich an, dass man sich dafür einen besonderen Tag aussucht. Zum Beispiel einen Hochzeitstag. Man bekommt in Baumschulen junge Bäume, die bereits mehrere Jahre alt sind. Warum sich also nicht einen Baum auswählen, der schon so viele Jahre zählt wie Ihre Ehe?

Wenn Sie längere Zeit getrennt sind, einer von Ihnen öfter unterwegs ist oder Sie eine Fernbeziehung führen, bietet sich folgende Idee an. Sie ist allerdings – je nach Umsetzung – etwas aufwendiger.

Sprechen Sie Ihr eigenes Hörbuch ein. Das lässt sich mit einem normalen PC mittlerweile problemlos realisieren. Das Einzige, was Sie zusätzlich brauchen, ist ein Mikrofon (da genügt bereits ein Headset).

Ganz nach Ihren Vorstellungen können Sie Ihrem Mann ein Hörbuch speziell für ihn zusammenstellen. Das können z. B. kurze Geschichten sein, die Sie mit passender Musik abwechseln. Ein längeres, aber sicher beeindruckendes Projekt wäre ein komplettes Hör-Buch. Wenn Sie gut vorlesen können, dann suchen Sie ein Buch aus, das ihm gefällt, und machen Sie genau das: Lesen Sie es ihm vor und schenken Sie ihm die Aufnahme. Wenn er Sie liebt, hört er auch Ihre Stimme gern. So sind Sie ihm nah und sorgen gleichzeitig für Unterhaltung.

Diese Variante eignet sich übrigens auch, um einen Liebesbrief auf akustische Weise zu übermitteln …

Lassen Sie jedes Jahr ein Foto von sich als Paar machen. Am besten suchen Sie sich dafür einen festen Termin aus. Das kann Ihr Jahrestag sein, der Sommeranfang oder ein anderes Datum. Hauptsache, Sie lassen das zu einer festen Routine werden. Machen Sie aus den Bildern eine Galerie oder sammeln Sie sie in einem Album.

Sie können auch versuchen, Ihr Thema des Jahres auf dem Foto umzusetzen: der Familienzuwachs, ein Umzug, ein Lebensgefühl etc. Für Ihr Foto muss es übrigens nicht immer ein Fotograf sein. Sie haben in Ihrem Freundeskreis bestimmt jemanden, der gut mit einer Kamera umgehen kann und Spaß daran hat, Ihr Jahresfoto in Szene zu setzen. Sie werden erstaunt sein, welche Geschichten diese Serie nach einigen Jahren erzählt. Ein sichtbarer Ausdruck davon, wie Sie zusammengewachsen sind und welche Etappen Sie gemeinsam gemeistert haben.

Planen Sie einen Tag ein, an dem der andere bestimmen darf, was gemacht wird. Sie können eine Liste mit Vorschlägen für Unternehmungen zusammenstellen und er darf aussuchen. Oder Sie lassen ihm völlig freie Hand bei der Auswahl der Aktivitäten. Ihre Aufgabe ist es, begeistert oder wenigstens fröhlich mitzumachen.

Für einen besonderen Anlass ist ein »Fanvideo« eine schöne Idee. Interviewen Sie Freunde, Kollegen und Bekannte Ihres Partners. Lassen Sie sie erzählen, was sie an ihm schätzen, was ihn einzigartig macht und wofür sie ihn bewundern. Als krönender Abschluss des Films sollten natürlich Sie selbst noch zu Wort kommen. Schneiden Sie das Filmmaterial auf eine kurze, prägnante Länge zusammen. Das lässt sich mittlerweile gut am heimischen PC realisieren. Ihr ganz persönlicher Kurzfilm kommt bestimmt gut an.

Mieten Sie ein Tandem und machen Sie eine Radtour. Sie müssen sich nur einigen, wer vorn und wer hinten sitzt. Oder Sie tauschen die Sitzplätze nach einer gewissen Zeit.

Nutzen Sie einen lauen Sommerabend für ein Picknick. Geeignete Orte dafür finden Sie bestimmt in Ihrer Umgebung: Waldrand, Wiese, an einem See oder Fluss, selbst der eigene Garten kann dafür genutzt werden. Packen Sie am besten Fingerfood ein, Getränke, vielleicht einen Wein, wenn Sie mögen. Und vergessen Sie die Picknickdecke nicht. Genießen Sie den Abend, lauschen Sie den Grillen und freuen Sie sich am Zusammensein. Wenn Sie Kerzen einpacken, wird es noch romantischer und Sie können den Abend beliebig lang ausdehnen …

Besuchen Sie Ihr privates Open-Air-Kino. Sie brauchen dafür ein weißes Laken, das Sie an der Hauswand oder einer anderen geeigneten Stelle aufhängen, und einen Beamer. Mittlerweile stehen die Chancen gut, dass Sie in Ihrem Bekanntenkreis jemanden finden, der Ihnen einen leihen kann. Mit selbst gemachtem Popcorn und einem Film, den Sie schon immer sehen wollten, steht einem besonderen Kinoabend nichts mehr im Weg.

Paris ist die Stadt der Liebe. In Zeiten günstiger Europaflüge und schneller Bahnanbindungen bietet sich ein Wochenendausflug geradezu an. Suchen Sie sich ein nettes, kleines Hotel und verbringen Sie ein romantisches Wochenende: Genießen Sie Cafés, besichtigen Sie Notre Dame, schauen Sie den Eiffelturm an, schlendern Sie über den Künstlermarkt am Montmartre …

Mehr Romantik – Zeit für große Gefühle

Schön ist eigentlich alles,
was man mit Liebe betrachtet.

(Christian Morgenstern)

Das ist das Kapitel für die Romantiker unter uns. Manchmal braucht man einfach ein bisschen Kitsch im Leben. Sie brauchen gar nicht die Augen zu verdrehen. Brennende Kerzen und Sonnenuntergänge, wo Sie schon so lange zusammen sind? Aber sicher. Was spricht denn dagegen?

Jeder hat eigene Vorstellungen davon, was er romantisch findet. Für den einen ist das Candle-Light-Dinner mit passender Musik im Hintergrund der Inbegriff aller Romantik, ein anderer sieht sich eher zu zweit bei einem Abendspaziergang. Sie wissen am besten, was Ihr Partner romantisch findet. Wenn Sie sich nicht mehr ganz sicher sind, sollten Sie das unbedingt herausfinden.

Die großen Gefühle im Kino und die dauerhafte romantische Verzückung, die Dichter und Romanautoren beschreiben, haben selten etwas mit unserem Alltag zu tun. Auch wenn wir uns das anders wünschen. Umso schöner ist es, wenn es gelingt, immer wieder romantische Inseln einzubauen. Kleine, gefühlsbetonte Gesten schaffen Verbindungen und machen den Alltag bunter.

Vielleicht sind Ihnen einige der folgenden Anregungen zu kitschig oder zu nüchtern. Fühlen Sie sich frei, sie abzuwandeln, und genießen Sie die romantischen Seiten Ihrer Beziehung.

Ein echter Klassiker, der seine Wirkung nicht verfehlt: das Candle-Light-Dinner. Kochen Sie etwas Besonderes für Ihre Frau oder bestellen Sie Essen. Decken Sie den Tisch besonders schön. Zünden Sie Kerzen an, legen Sie Musik auf. Natürlich gehört zu so einem Anlass auch eine entsprechend festliche Garderobe. Sie können das Dinner als Überraschung planen oder einen festen Termin dafür ausmachen. Da der Abend nur Ihnen beiden gehört, stellen Sie am besten das Telefon stumm und sorgen dafür, dass auch sonst keine Störungen auftauchen. Genießen Sie die Zeit zu zweit und flirten Sie miteinander bei Kerzenschein.

Suchen Sie sich bei Ihrem nächsten Spaziergang einen großen Baum aus und ritzen Sie Ihre Initialen in die Rinde. In einem Herz, versteht sich.

Wenn Sie dieses Jahr auf den Weihnachtsmarkt gehen, dann besorgen Sie sich einen Mistelzweig und hängen Sie ihn in Ihrer Wohnung auf. Lassen Sie den Zweig das ganze Jahr über hängen und erklären Sie das Gebiet darunter zur Kusszone. Damit keine Langeweile aufkommt, sollten Sie den Zweig immer wieder an neuen Stellen anbringen. Sie können durchaus einen kleinen Wettbewerb dazu veranstalten, wer die besten Orte zum Aufhängen findet. Das Wichtigste ist aber natürlich, dass Sie sich – inszeniert oder zufällig – unter dem Zweig treffen. Und dann die entsprechende Belohnung bekommen.

Lesen Sie gemeinsam das Hohelied der Liebe von Salomo.

Schauen Sie auch gerne romantische Filme? Darin gibt es immer wieder Szenen, die uns Frauen zum Träumen bringen: Nur einmal so etwas Ähnliches erleben … Warum eigentlich nicht? Lassen Sie sich von solchen Szenen inspirieren und setzen Sie sie mit Ihrem Mann um. Sie müssen ja nicht eins zu eins nachgespielt werden. Vielleicht müssen Sie etwas Überzeugungsarbeit leisten, vielleicht ist Ihr Mann aber auch leicht zu begeistern. Reden Sie mit ihm darüber und sagen Sie, dass Sie z. B. gerne mit ihm durch den Regen spazieren möchten, mit ihm bei Sonnenuntergang am Strand entlangreiten wollen oder einen richtig filmreifen Kuss bekommen möchten. Keine Angst vorm Ausprobieren. Wenn Ihr Versuch peinlich wird, haben Sie immerhin etwas, worüber Sie gemeinsam lachen können. Vielleicht wird es aber auch so schön, dass Sie künftig mit der Absicht ins Kino gehen, weitere Inspirationen zu sammeln.

Für diese Idee brauchen Sie rotes Tonpapier, Fäden aus Nylon bzw. schwarzem Zwirn und etwas Bastelgeschick. Daraus entstehen schwebende Herzen, auf denen eine besondere Botschaft zu lesen ist.

Schneiden Sie aus dem Tonpapier die Herzen aus. Diese sollten so groß sein, dass Sie darauf schreiben können. Notieren Sie auf jedem Herz eine Eigenschaft, die Sie am anderen lieben. Mit den Fäden befestigen Sie die Herzen an der Zimmerdecke. Am besten hängen Sie sie in unterschiedlicher Höhe auf. Über dem Bett ergibt das eine eindrückliche Liebeserklärung.

Kaufen Sie sich einen Handschuh für zwei. Die gibt es tatsächlich als spezielle Anfertigung für Verliebte. Damit können Sie auch im Winter Händchen halten und haben es gleichzeitig warm.

Tanzen Sie miteinander. Wenn Sie tanzen können, warten Sie nicht erst auf einen geeigneten Anlass. Suchen Sie sich die passende Musik und tanzen Sie zu einem langsamen Stück im Wohnzimmer. Oder auf der Terrasse. Oder im Garten. Wenn Sie nicht tanzen können, nutzen Sie die Gelegenheit und besuchen Sie gemeinsam einen Tanzkurs. Vielleicht entdecken Sie dabei ein neues Hobby. Mit Sicherheit genießen Sie es, sich miteinander zur Musik zu bewegen. Und außerdem können Sie anschließend, je nach Stimmung, spontan einen langsamen Walzer im Wohnzimmer hinlegen.

In Ihrer Umgebung gibt es bestimmt ein besonders schönes oder romantisches Gebäude. Eine Burg, eine Kathedrale oder eine Kirche. Gehen Sie dort spazieren. Wenn das Bauwerk nachts beleuchtet wird, dann legen Sie den Spaziergang in die Dunkelheit. Bewundern Sie das Gebäude. In dieser Atmosphäre lässt sich bestens über Dinge reden, die wirklich wichtig und bedeutsam sind.

Es gibt sie noch: Radiosendungen, bei denen man anrufen und Grüße übermitteln kann. Sagen Sie Ihrem Partner auf diese Weise, dass Sie ihn lieben, und lassen Sie Ihr Lied spielen. Sie müssen nur dafür sorgen, dass Ihr Liebster zum entsprechenden Zeitpunkt auch Radio hört.

Schauen Sie sich die Sterne an. Gehen Sie nachts gemeinsam spazieren und bewundern Sie den Sternenhimmel. Suchen Sie gemeinsam nach Sternschnuppen. Die größte Wahrscheinlichkeit, welche zu sehen, besteht Mitte August, wenn die Erde den Meteoritenschwarm der Perseiden kreuzt. Ein ähnliches Schauspiel bietet sich Mitte November. Aber egal, wann Sie die Sterne betrachten, Romantik kommt dabei automatisch auf.

Der 6. Juli ist der offizielle Tag des Kusses. Recherchieren Sie doch einmal gemeinsam, wie viele verschiedene Arten zu küssen Sie kennen. Und probieren Sie alle aus. Vielleicht machen Sie dabei noch ganz neue Entdeckungen oder Sie erinnern sich daran, wie viel Spaß unbeschwertes Knutschen machen kann.

Überraschen Sie Ihren Partner mit einer besonderen Fotoshow. Die weite Verbreitung von digitalen Kameras und die Möglichkeit, auch Papierbilder zu digitalisieren, helfen der Kreativität auf die Sprünge. Sie können zum Beispiel eine Präsentation klassisch mit Powerpoint gestalten. Ordnen Sie Fotos von sich als Paar an, fügen Sie Text hinzu, nutzen Sie Musik als Untermalung. Gestalten Sie auf diese Weise eine Liebeserklärung in Bildern. Wem Powerpoint zu umständlich ist, der findet im Internet viele kostenlose Programme, mit denen man Fotos präsentieren, bearbeiten und sogar animieren kann. Eine ausführliche Übersicht über aktuelle Programme finden Sie zum Beispiel unter www.foto-freeware.de.

Basteln Sie eine Schneekugel, bei der durch kurzes Schütteln der Schnee sanft auf ein Motiv rieselt. Dafür gibt es fertige Sets, in die Sie nur noch ein eigenes Foto einbauen müssen. Wunderbar kitschig.

Überraschen Sie Ihre Frau mit einem romantischen Bad für zwei. Zünden Sie Kerzen an, suchen Sie einen schönen Badezusatz mit viel Schaum und sorgen Sie für die passende Hintergrundmusik. Wenn Sie mögen, können Sie auch Champagner oder Sekt bereitstellen. Und dann entfliehen Sie dem Alltag für eine Weile.

Eine universale Sprache, die sich zudem sehr häufig mit der Liebe beschäftigt, ist die Musik. Stellen Sie ein »Mixtape« zusammen. Für manche Generationen ist das ein richtiger Klassiker. Suchen Sie Lieder aus, die einen besonders passenden Text haben oder mit denen Sie Erinnerungen verbinden. Natürlich gehört »Ihr Lied« auch dazu. Stellen Sie eine CD zusammen und brennen Sie sie ihrem Partner für lange Autofahrten oder für besondere Stunden zu zweit. Je nachdem.

Düfte sind starke Erinnerungsträger. Ein besonderer Geruch schafft es, uns Ereignisse, Gegenstände und Personen ins Gedächtnis zu rufen. Sie erkennen Ihren Partner mit großer Wahrscheinlichkeit schon allein mit Hilfe Ihrer Nase. Sein Duft ist vertraut und tröstlich. Hinterlassen Sie dem anderen eine duftende Erinnerungshilfe, wenn Sie einige Tage getrennt voneinander verbringen müssen: Ein Tuch mit Ihrem Lieblingsparfüm oder ein T-Shirt sind eine romantische Geste.

Wenn Ihre Frau Schmuck mag, dann schenken Sie ihr ein Stück mit Bedeutung. Eine Kette mit Anhänger zum Beispiel. Es gibt übrigens auch neutrale Ausführungen, die Männer und Frauen tragen können. Dann haben Sie immer etwas bei sich, das Sie an den anderen erinnert.

Kerzen schaffen automatisch eine besondere Atmosphäre. Überraschen Sie Ihre Frau damit, dass Sie das Wohnzimmer (oder Schlafzimmer) in ein Lichtermeer tauchen. Verteilen Sie die Kerzen dafür so im Raum, dass eine passende Beleuchtung entsteht. Sie können übrigens auch Botschaften durch Feuer übermitteln. Legen Sie doch aus Teelichten ein »Ich liebe dich«.

Verewigen Sie Ihre Hand- oder Fußabdrücke. Wenn Sie in Ihrem Haus Estrich legen lassen, einen Gehweg betonieren oder andere bauliche Maßnahmen durchführen, können Sie die Gunst der Stunde nutzen. Schaffen Sie einen symbolischen Abdruck Ihrer Beziehung, indem Sie mit Ihren Händen oder Füßen einen bleibenden Eindruck hinterlassen.

Nur für Mutige

Es gibt kein anderes Heilmittel für die Liebe,
als noch mehr zu lieben.

(Henry David Thoreau)

Sie haben schon viele Ideen ausprobiert und sind auf der Suche nach etwas Ausgefallenem? Oder Sie brauchen eine ganz besondere Idee für ein Jubiläum oder einen Hochzeitstag? Dann ist das Ihr Kapitel. Manche der Ideen sind ein wenig verrückt. Manche kosten Sie Mut oder viel Engagement. Aber davon sollten Sie sich nicht abschrecken lassen. Als Lohn der Mühe entstehen für den Empfänger Ihrer Liebeserklärung unvergessliche Momente.

Früher haben Liebespaare umeinander geworben. Dieses Werben kann man auch heute noch praktizieren – und zwar wortwörtlich. Als Werbefläche eignen sich Plakatwände, die man quasi überall findet und die man mieten kann. Für Ihr Vorhaben brauchen Sie eine Werbefläche, die in unmittelbarer Nähe zu Ihrer Wohnung oder dem Arbeitsplatz Ihres Partners aufgestellt ist. Die Kunst besteht nun darin, eine Liebeserklärung zu gestalten, die Ihr Partner versteht, der aber nicht unbedingt alle Nachbarn auf die Schliche kommen. Wie wäre es zum Beispiel mit einem persönlichen Kompliment? Auf der Website www.123plakat.de können Sie das Plakat gleich selber gestalten und vor allem auch einzelne Standorte direkt auswählen. Mieten kann man so eine Plakatwand für einen oder mehrere Tage. Die Kosten richten sich nach dem Standort.

Besorgen Sie sich Körperfarbe und malen Sie sich gegenseitig Liebesbotschaften oder -worte auf den Körper. Entweder versuchen Sie dann, diese zu lesen, oder – noch besser – Sie erraten die Worte schon beim Schreiben. Wenn Sie künstlerisch begabt sind, entstehen vielleicht richtige Bodypaintings.

Gehen Sie gemeinsam Blut spenden. Vielleicht kostet das zunächst etwas Überwindung. Sie können sich dabei natürlich gegenseitig ermutigen. Wenn Sie Blut spenden, geben Sie etwas von sich, das andere Menschen retten kann. Und Sie tun es gemeinsam. Eine Liebeserklärung an das Leben. Zugegeben, es ist ungewöhnlich – aber es ist auch romantisch. Die nächsten Blutspendetermine finden Sie auf der Internetseite des Deutschen Roten Kreuzes:

www.drk-blutspende.de/blutspende_termine/blutspendetermine.php.

In Kaufhäusern, Bahnhöfen etc. bekommt man immer wieder Service-Durchsagen zu hören. Statt wie üblich nur falsch parkende Autos oder verloren gegangene Familienmitglieder ausrufen zu lassen, können Sie etwas Romantik in den Alltag bringen. Lassen Sie eine dezente Liebeserklärung oder ein Kompliment ausrufen. Vermutlich kostet das ein wenig Überzeugungsarbeit bei dem oder der Zuständigen. Die meisten werden aber gerne bereit sein, Sie mit einer ungewöhnlichen Durchsage zu unterstützen. Versuchen Sie doch etwas in dieser Richtung: Herr Meier bittet seine Frau – die das schönste Lächeln der Welt hat – zum Blumenladen zu kommen.

Damit schlagen Sie gleich zwei Fliegen mit einer Klappe. Sie machen Ihrer Frau eine Liebeserklärung und bringen ein Lächeln und etwas Romantik in das Leben aller Beteiligten.

Aus Ritterzeiten und auch aus Märchen und Geschichten weiß man, dass manche Männer ihrer Angebeteten unter ihrem Fenster ein musikalisches Ständchen gebracht haben. Wandeln Sie diese Idee ein wenig ab. Sie können zum Beispiel in eine Karaokebar gehen und Ihrem Schatz ein Liebeslied widmen. Voraussetzung ist etwas Musikalität. Ganz Mutige können sich natürlich nach wie vor unters Fenster stellen. Wenn ein Mann für eine Frau ein Stück spielt (es muss ja nicht immer gesungen sein) oder vielleicht sogar noch eines für sie schreibt, bekommt sie mit Sicherheit weiche Knie.

Sie haben Hochzeitstag und wissen noch nicht, was Sie Ihrem Mann schenken könnten? Schenken Sie sich selbst. Kaufen Sie günstiges Geschenkpapier (Mutige greifen zu transparenter Folie) und wickeln Sie sich selber darin ein. Mit einer geschickt platzierten Schleife halten Sie alles zusammen. Er wird bestimmt viel Spaß beim Auspacken haben.

Wenn Sie Ihrer Frau auf besonders eindrückliche Weise mitteilen wollen, dass Sie sie lieben, schreiben Sie Ihre Worte an den Himmel. Lassen Sie Ihre Liebeserklärung als Banner von einem Flugzeug über den Himmel ziehen. Im Internet oder in Branchenbüchern finden Sie Firmen, die sich auf Luftwerbung spezialisiert haben. Bei einigen gibt es sogar besondere Angebote für solche Liebesbotschaften. Das ist zwar eine etwas kostspieligere Maßnahme, dafür aber eine sehr eindrückliche, die Ihre Frau nie wieder vergessen wird.

Bei allen kreativen Ideen und ungewöhnlichen Einfällen: Manchmal muss es einfach der Klassiker sein. Diese drei Worte berühren eben doch auf eine ganz besondere Weise. Auch ganz schlicht. Sehen Sie Ihren Partner ohne besonderen Grund an. Schauen Sie ihm tief in die Augen und halten Sie den Blick. Und sagen Sie es einfach: Ich liebe dich.

Ganz persönlich

Die Vernunft kann nur reden.
Es ist die Liebe, die singt.

(Joseph de Maistre)

Statt eines Nachworts gebe ich den Staffelstab nun direkt an Sie weiter. Ich hoffe, dass die vorausgegangenen Kapitel für Inspiration gesorgt haben. Das Thema »Liebeserklärung« ist damit natürlich noch lange nicht erschöpfend behandelt. Manche der Ideen können Sie weiterentwickeln. Vielleicht fallen Ihnen auch noch völlig neue Anregungen ein. Den nötigen Freiraum dafür finden Sie in diesem Kapitel. Sie können beispielsweise die Idee von Seite 55 umsetzen und Geistesblitze oder Anregungen für Geschenke oder kleine Überraschungen sammeln. Machen Sie dieses Kapitel zu Ihrem ganz persönlichen und füllen Sie die Seiten mit Ihren Ideen, um »Ich liebe dich« zu sagen.

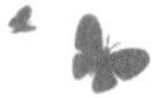

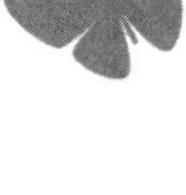

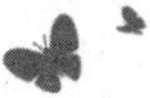

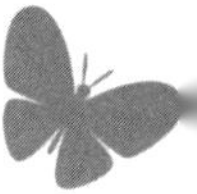

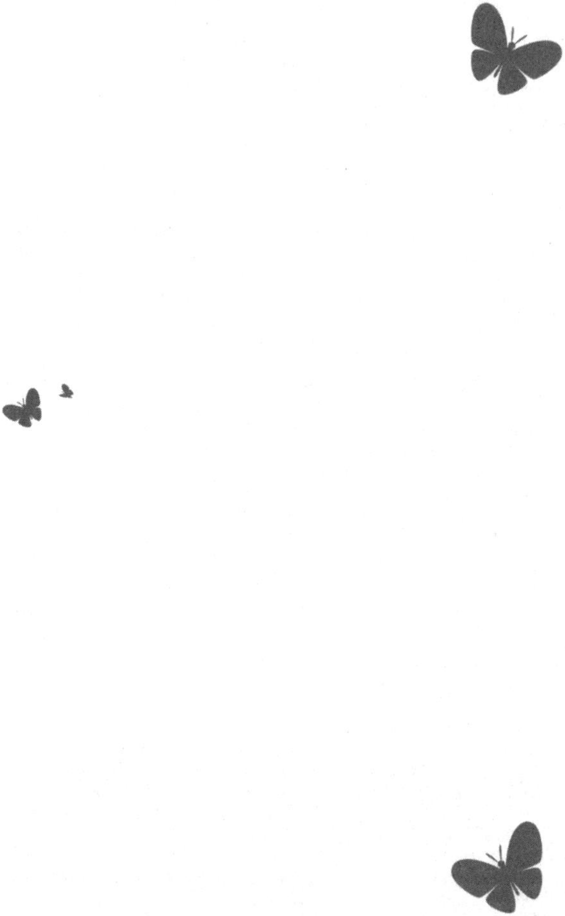

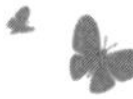

Milan Yerkovich,
Kay Yerkovich

Wie wir lieben

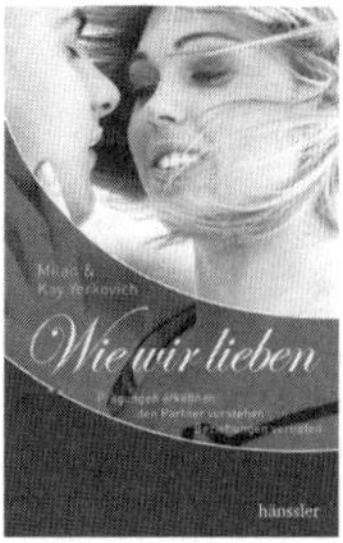

Gb., 13,5 x 20,5 cm, 400 S.
Nr. 394.728,
ISBN 97-3-7751-4728-6

Sind Sie es leid, mit Ihrem Ehepartner ständig über die selben Dinge zu diskutieren? Träumen Sie auch von einer Ehe mit weniger Konflikten, aber dafür mehr Vertrautheit.

Der Schlüssel zu einem innigeren Verhältnis in Ihrer Ehe liegt wahrscheinlich in Ihrer Kindheit! Die emotionalen Erlebnisse Ihrer Kindheit haben eine Prägung in Ihnen hinterlassen, die Ihr heutiges Verhalten, Ihren Glauben, Ihre Erwartungen oft unbewusst steuern – besonders in Ihrer Ehe.

In diesem Buch zeigen Milan und Kay Yerkovich, wo die Ursachen für Konflikte liegen und weisen hilfreiche Wege, wie Sie Ihre frühkindlichen Prägungen verarbeiten uns ablegen können.

Bitte fragen Sie in Ihrer Buchhandlung nach diesem Buch! Oder schreiben Sie an: SCM Hänssler, D-71087 Holzgerlingen; E-Mail: info@scm-haenssler.de